G. Mollowitz

Kleine Krebsfibel

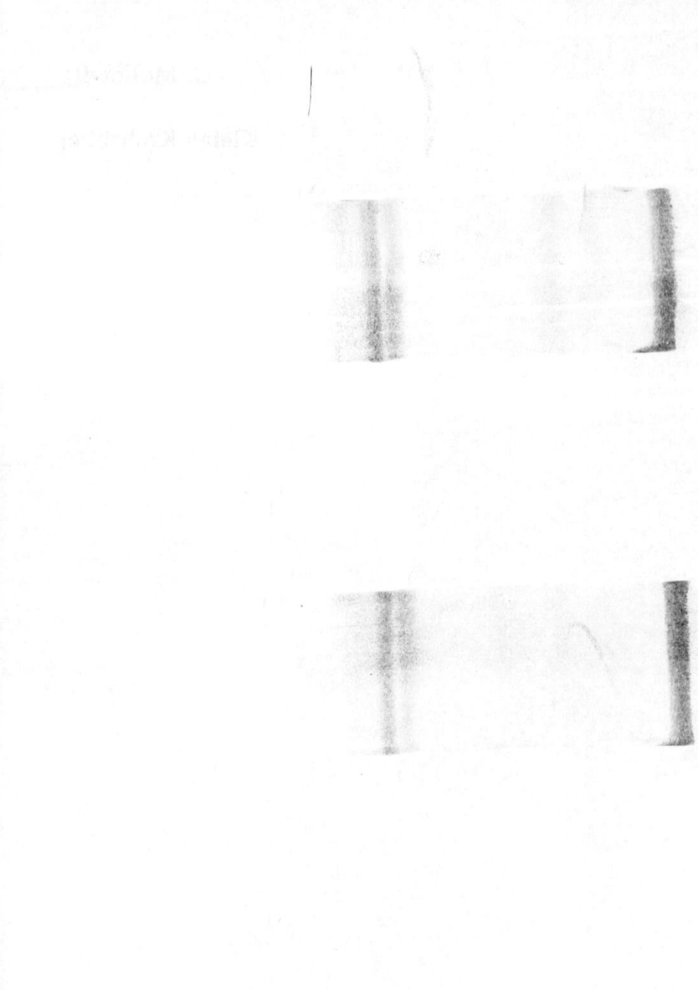

Kleine Krebsfibel

für Ärzte und Studierende der Medizin

Herausgegeben von

Prof. Dr. med. GÜNTER MOLLOWITZ
Chefarzt der Chirurg. Abteilung des
Johanniter-Krankenhauses Rheinhausen

1964

JOHANN AMBROSIUS BARTH · MÜNCHEN

ISBN 978-3-540-79639-8   ISBN 978-3-642-87171-9 (eBook)
DOI 10.1007/978-3-642-87171-9

Die Krebserkrankungen der meistbefallenen Organe bzw. Organsysteme werden in diesem Vademecum stichwortartig besprochen. Dabei wird eingegangen auf Geschlechtsverteilung, durchschnittliches Erkrankungsalter, Frühzeichen, Symptome, Untersuchungsmethoden, Behandlung, Heilungsaussichten und Vorbeugungsmaßnahmen.

Als Anhang finden sich Hinweise zur Zytodiagnostik in der Gynäkologie.

Die Darstellung wurde, ihrem Zweck entsprechend, bewußt kurz gehalten und erhebt keinen Anspruch auf Vollständigkeit. Daher wurden auch seltenere Krebslokalisationen sowie Untersuchungsverfahren und Möglichkeiten der Therapie, die noch in der Erprobung stehen, nicht berücksichtigt.

Die Fibel wurde unter Mitwirkung fast sämtlicher hierfür in Frage kommenden Fachrichtungen der Kieler Universitätskliniken sowie von Mitarbeitern des Landesausschusses für Krebsbekämpfung des Landes Schleswig-Holstein nach dem heutigen Stande zusammengestellt und soll dem Arzt eine rasche Orientierung ermöglichen und damit einen Beitrag zur Früherkennung und Frühbehandlung von Krebserkrankungen liefern. Daß nur eine erschöpfende Anamnese, eine korrekte allgemeine Untersuchung und die richtige Befunddeutung zu einer richtigen Diagnose führen können, sei am Rande vermerkt.

Anregung und Grundlage zu dieser Gemeinschafts-

arbeit, die im Rahmen des Schleswig-Holsteinischen
Landesausschusses für Krebsbekämpfung und Krebs-
forschung durchgeführt wurde, gab eine Veröffentli-
chung von Cramer und Gummel aus dem Jahre
1951, die sich auf ein Schema von Davis aus dem
Jahre 1949 bezogen haben. Dieses Schema von Davis
wurde seinerzeit von der American Cancer Society
und der American Medical Association gebilligt.
Allen Mitarbeitern dankt der Herausgeber herzlich
für ihre Mühen.

Rheinhausen
Frühjahr 1964   G. Mollowitz

Die Krebserkrankungen folgender Organe bzw. Organsysteme:

KLEINE KREBSFIBEL

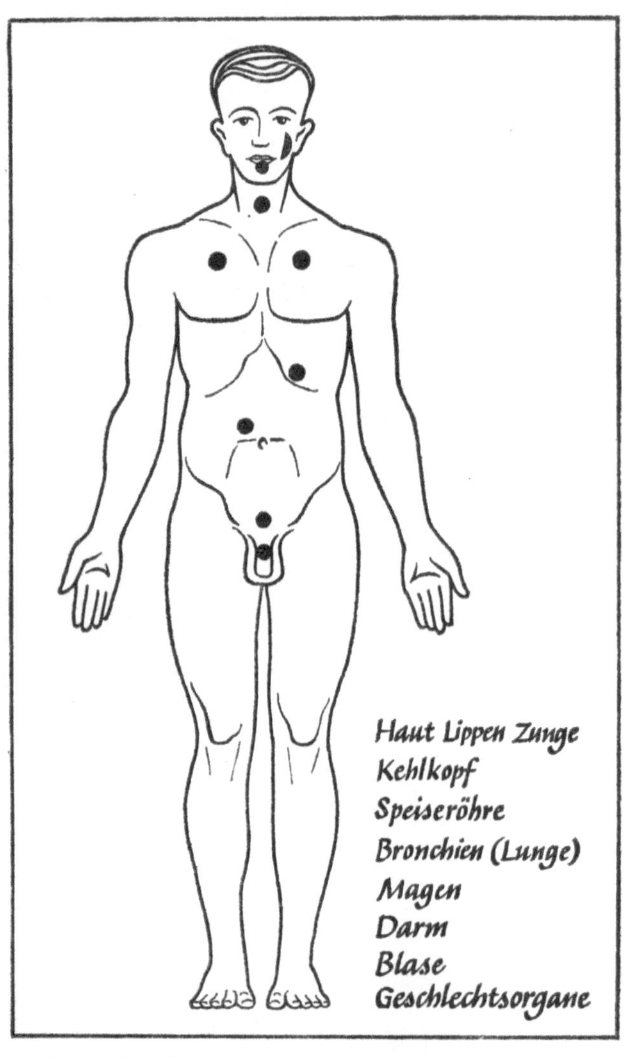

Besonders krebsgefährdete Organe beim Mann

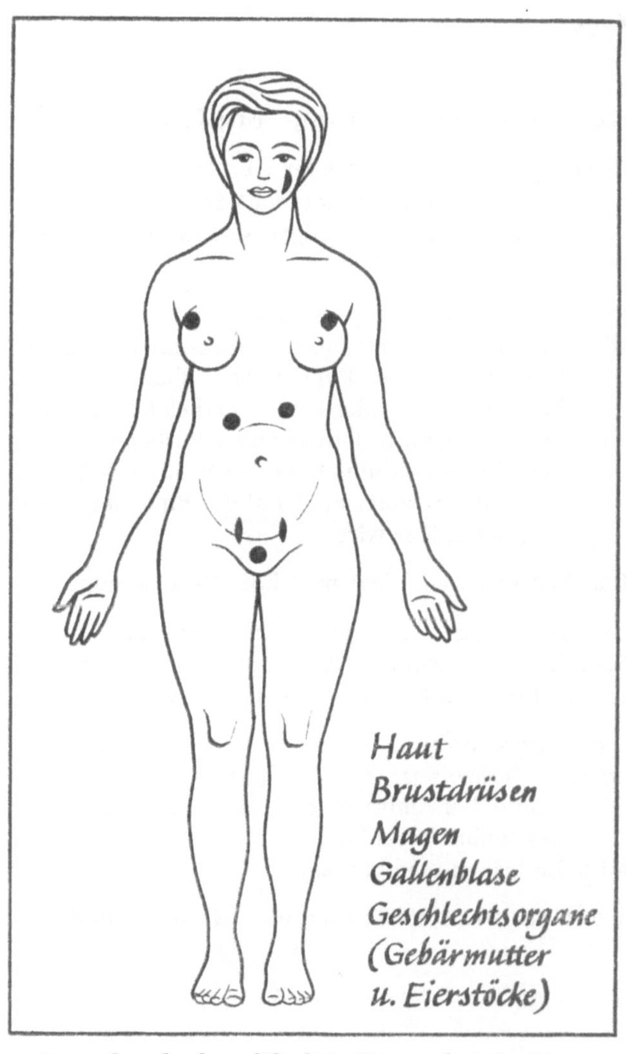

Besonders krebsgefährdete Organe bei der Frau

Geschlechtsverteilung: Ungefähr gleich

Alter: 1. sehr kleine Kinder (selten), Gliom
      2. 40—60 Jahre, Aderhautsarkom
      3. 20—60 Jahre, maligne Melanome der Bindehaut oder Iris

Frühzeichen, Symptome:
ad 1. Fehlende Fixation; Schielen; Verminderung der Sehkraft; weite Pupille mit abgeschwächter Lichtreaktion, später amaurotisches Katzenauge.
ad 2. Sehstörungen; fortschreitender Verlust der Sehkraft bis zur Erblindung des betroffenen Auges.
ad 3. Sichtbarer brauner Fleck auf der Bindehaut oder Iris, der größer wird.

Untersuchung: Augenärztliche Untersuchung

Behandlung: Zu 1. und 2. Enucleatio bulbi, zu 3. Exzision des Tumors aus Bindehaut oder Iris, bzw. in fortgeschrittenen Fällen Enucleatio bulbi.

Heilungsaussichten:
ad 1. Bei frühzeitiger Operation gut.
ad 2. Mäßig, bei Einbruch in Gefäße und Perforation des Bulbus schlecht.
ad 3. Im frühen Stadium gut.

Vorbeugungsmaßnahmen: Nicht bekannt

Geschlechtsverteilung: Frauen häufiger

Alter: 40–60 Jahre

Frühzeichen, Symptome: Unbestimmte, zeitweise gürtelförmige gastro-intestinale Beschwerden; Meteorismus, Durchfälle; Gewichtsverlust.

Später Ikterus, dem häufig ein Pruritus vorausgeht; Blut im Stuhl; Erbrechen.

Untersuchung: Allgemeine ärztliche Untersuchung; allgemeine und spezielle Blutuntersuchungen; Pankreas- und Leberfunktionsprüfungen; Stuhluntersuchungen; Röntgenuntersuchungen.

Oft kann die Diagnose erst bei der Laparotomie gestellt werden.

Behandlung: Meist nur palliative Eingriffe möglich zur Ableitung der Galle in den Darm.

Umgehung der Duodenalstenose durch Gastroenterostomie.

Heilungsaussichten: Schlecht

Vorbeugungsmaßnahmen: Nicht bekannt

Beckenbindegewebe der Frau

Alter : In jedem Alter, selten

Frühzeichen, Symptome: Lange ohne Beschwerden; im fortgeschrittenen Stadium Druck auf die Blase und den Darm; Kompressionserscheinungen seitens der Beckengefäße, Beckennerven und der Ureteren; peritoneale Reizung bei Durchbruch in das Abdomen; Blutungen bei Durchbruch in die Blase, in die Vagina und in den Darm.

Untersuchung: Gynäkologische Untersuchung; Röntgenkontrasteinlauf; intravenöses Pyelogramm; Zystoskopie; Röntgenaufnahme nach Anlegen eines Pneumoperitoneums; Vasographie; Punktion mit nachfolgender histologischer Untersuchung.

Behandlung: Nach Möglichkeit operative Entfernung der Geschwulst und Strahlennachbehandlung (Röntgen, Cobalt oder Radium). Bei inoperablen Tumoren Strahlenbehandlung, zusätzlich Zytostatika und androgene Hormone.

Heilungsaussichten: Da die Diagnose durchweg erst im fortgeschrittenen Stadium gestellt wird und es sich oft um Sarkome handelt, sind die Heilungsaussichten schlecht.

Vorbeugungsmaßnahmen: Regelmäßige gynäkologische Kontrolle.

Geschlechtsverteilung: Männer : Frauen etwa 3 : 1

Alter: 50—70 Jahre

Frühzeichen, Symptome: Intermittierend blutiger Urin, zeitweilig massive Blutungen; suprasymphysärer Dauerschmerz.

Gelegentlich starke Tenesmen durch Koagulabildung unabhängig vom Urinieren; verstärkter Harndrang mit Miktionsbeschwerden bis zur vollständigen Urinretention.

Untersuchung: Palpation der Blasengegend; vaginale bzw. rektale Untersuchung; Urinuntersuchung. Urinuntersuchung mit zytologischer Untersuchung; Röntgenübersichtsaufnahme des Beckens und der Blase; Zystoskopie mit P. E.; Urogramm; Nierenfunktionsprüfung.

Behandlung: Je nach Ausdehnung des Tumors Elektrokoagulation, zystoskopisch oder durch Sectio alta; Blasenwandresektion bzw. Blasenexstirpation; Röntgen- bzw. Radio-Cobaltbestrahlung, evtl. Spikkung mit Radio-Gold.

Heilungsaussichten: Abhängig von der Art des Tumors, meist ungünstig, unter 10 Prozent.

Vorbeugungsmaßnahmen: Häufige betriebsärztliche Untersuchungen der in der Anilinindustrie gefährdeten Personen. Beschäftigung nur gesunder Menschen zwischen 20 und 45 Jahren. Blonde Konstitutionstypen sind besonders gefährdet, daher Entfernung derselben aus diesen Betrieben.

Laufende Kontrolle bei Papillombildung in der Blase, auch nach scheinbarer Abheilung nach Koagulation!

Histologisch gutartige Papillome, die in spätestens einem Jahr trotz sachgemäßer Elektrokoagulation nicht zu beherrschen sind, müssen als maligne angesehen werden.

(Myeloische, lymphatische, retikuläre Leukämien)

Geschlechtsverteilung: Männer : Frauen etwa 2 : 1

Alter: 1. Kinder
      2. 25–30 Jahre
      3. 45–60 Jahre

Frühzeichen, Symptome: Lymphknotenvergrößerungen, die länger als 3 Wochen bestehen; Husten; Schwellungen an beiden Halsseiten; Schwellung der Augenlider.

Später Atembeschwerden mit Stridor; z. T. unbedeutend erhabene, blaßrosa bis purpurne Fleckenbildung auf der Haut, auch auf der Kopfhaut; gastrointestinale Störungen mit einer gewissen Krampfbereitschaft; unbestimmte Schmerzen im linken, manchmal im rechten Oberbauch.

Allgemeine Mattigkeit steht oft im Vordergrund.

Untersuchung: Inspektion; sorgfältige Palpation der Halsgegend, der Achselhöhlen, der Ellen- und Leistenbeugen nach Lymphknotenvergrößerungen; Perkussion des Thorax zwecks Feststellung von mediastinalen und pulmonalen Prozessen; Milz- und Leberpalpation.

Inspektion der Haut und der Mundhöhle auf leukämische Infiltrate; Spiegelung des Augenhintergrundes; Prüfung des Rumpel-Leedeschen Phänomens am Arm; Blutuntersuchungen; Sternalpunktion; P. E. eines

Lymphknotens; Röntgenuntersuchungen, Elektropho-
rese.

Behandlung: Röntgentiefentherapie, evtl. zusätzlich Chemotherapie mit Cytostaticis, häufige Bluttransfusionen, evtl. Kortison.

Heilungsaussichten: Ungünstig, Therapie
höchstens lebensverlängernd.

Vorbeugungsmaßnahmen: Vermeidung von
Umgang mit Radium ohne genügende Schutzmaßnah-
men, von ständigem Umgang mit Benzin- und Benzol-
lösung.

Geschlechtsverteilung: Männer : Frauen wie 1 : 99

Alter: 35–55 Jahre, aber auch jünger und älter

Frühzeichen, Symptome: Umschriebene Verhärtungen oder Knoten in der Brust, selten schmerzhaft, am häufigsten im oberen äußeren Quadranten; Verkleinerung, aber auch Vergrößerung der betroffenen Brust; Hochstand, evtl. Einziehung der Brustwarze; Verziehung des Warzenhofes; Ekzem oder blutigseröse Absonderungen. Im fortgeschrittenen Stadium sind die Knoten auf der Unterlage nicht mehr verschieblich, die Haut über dem Knoten ist fixiert, eingezogen (Krebsnabel), ulzeriert oder ödematös (Apfelsinenschalenhaut). In der Achselhöhle und Supraklavikulargrube evtl. derbe, wenig oder nicht schmerzhafte Lymphknotenvergrößerungen.

Untersuchung: Inspektion beider Brüste von vorn im Sitzen oder Stehen, auch mit erhobenen Armen; Palpation beider Brüste mit flacher Hand im Liegen und mit vornüber geneigtem Oberkörper sowie Palpation der Achselhöhle im Liegen oder bei hängendem Arm und der Supraklavikulargrube.

Beurteilung: *Jeder Knoten, jede umschriebene Gewebsverhärtung ist krebsverdächtig. Sie muß in jedem Falle in toto im Gesunden zur histologischen Untersuchung exzidiert werden. Keine Teilexzision aus krebsverdächtigen Knoten!*

Behandlung: Probeexzision; Radikaloperation;

Röntgen- bzw. Radiocobalt Vor- und Nachbestrahlung.
Evtl. Schnellschnitt und sofort anschließend Radikaloperation. Bei Metastasierung chirurgische oder radio-
logische Kastration. Je nach Lage des Einzelfalles (Alter, Metastasierungstyp) individuelle Behandlung mit
Sexualhormonen.

Heilungsaussichten:

Steinthal I*	bis	90%
Steinthal II		40—50%
Steinthal III	um	10%

Vorbeugungsmaßnahmen: Laufende ärztliche
Kontrolle bei Mastopathie; Drüsenexstirpation bei an-
haltender blutiger oder blutigseröser Sekretion. Am
wichtigsten ist die Förderung der Frühdiagnose durch
Aufklärung der Frauen und Selbstuntersuchung der
Brust.

---

* Heute sind auch andere Stadieneinteilungen gebräuchlich,
z. B. TMN-System.

Geschlechtsverteilung: Männer etwas häufiger

Alter: 50—70 Jahre

Dünndarm selten; hauptsächlich Dickdarm, davon über die Hälfte im Mastdarm.

Frühzeichen, Symptome: Zunächst uncharakteristische Verdauungsstörungen und Beeinträchtigung des Allgemeinbefindens.

Später Meteorismus, Darmspasmen, hörbare Darmgeräusche, Subileus, Ileus; abwechselnd Durchfälle und Verstopfung; Abgang von Schleim und hellrotem Blut im Stuhl; Anämie; Gewichtsverlust; unerklärbares Fieber.

Untersuchung: Inspektion, Palpation und Auskultation des Leibes.

Stets digitale Untersuchung des Mastdarmes, auch in Hockstellung und unter Pressen des Patienten; Rektoskopie mit P. E. (über 50 Prozent aller Dickdarmkrebse können durch digitale bzw. rektoskopische Untersuchung erfaßt werden!); Röntgen-Kontrasteinlauf des Darmes mit Luftfüllung; Zystoskopie; Stuhluntersuchung auf Blut.

Bei Blutungen aus dem Darm darf man sich ohne exakte Untersuchung nicht mit der Diagnose Hämorrhoidalblutung begnügen!

Es können maligne Darmtumoren auch gleichzeitig mit Hämorrhoiden vorhanden sein.

Behandlung: Radikaloperation

Heilungsaussichten: Je nach Sitz und Ausdehnung überleben 30—70 Prozent die 5-Jahres-Grenze.

Vorbeugungsmaßnahmen: Laufende Kontrolle bei chronischen Entzündungen und Entfernung von Schleimhautpolypen des Darmes.

Alter: In jedem Alter, vornehmlich im Klimakterium und Senium. Etwa 8% der bösartigen Genitaltumoren.

Frühzeichen, Symptome: Zunächst lange erscheinungsfrei. Später Zunahme des Leibesumfanges durch Aszitesbildung und Vergrößerung der Tumoren. Druck auf die Blase und den Mastdarm; Verdrängungserscheinungen des Darmes und des Magens mit Erschwerung der Nahrungsaufnahme und Verdauung; Atembeschwerden durch Hochdrängen des Zwerchfelles; Tumorkachexie (Facies ovarica). Bei endokrin wirksamen Tumoren Pubertas praecox, Blutung in der Menopause mit allgemeiner Verjüngung, Vermännlichung.

Untersuchung: Palpation des Leibes; gynäkologische Untersuchung (beachte vornehmlich Doppelseitigkeit und Douglasknoten); Laparoskopie, Douglasskopie, Aszitespunktion mit nachfolgender zytologischer Untersuchung*, Kontrasteinlauf.

Behandlung: Nach Möglichkeit abdominale Totalexstirpation des Uterus mit beiden Adnexen, Röntgennachbestrahlung und evtl. Radiumeinlagen in den Scheidengrund. Bei inoperablen Fällen radioaktives Gold, Zytostatika und Androgene.

Heilungsaussichten: Absolute Heilung nicht über 25 Prozent.

Vorbeugungsmaßnahmen: Regelmäßige gynäkologische Kontrolle; operative Behandlung aller Ovarialtumoren mit genauer histologischer Untersuchung.

---

* Siehe Seite 55.

Eileiter

Alter: Vornehmlich zwischen dem 30. und 50. Lebensjahr. Etwa 2% der bösartigen Genitaltumoren.

Frühzeichen, Symptome: Fehlen oft gänzlich und verlaufen später zunächst unter dem Bild einer chronischen Adnexentzündung; blutiger Fluor ex utero; gelegentlich anfallsweise auftretender Schmerz, verbunden mit bernsteingelbem Ausfluß.

Untersuchung: Gynäkologische Untersuchung; Laparoskopie; Douglasskopie (beachte Einseitigkeit); zytologische Untersuchung*.

Behandlung: Abdominale Totalexstirpation des Uterus mit beiden Adnexen; Röntgen- und Cobaltnachbestrahlung.

Heilungsaussichten: Absolute Heilung etwa um 20 Prozent.

Vorbeugungsmaßnahmen: Frühzeitige Operation von Adnextumoren, die jeder konservativen Therapie trotzen.

---

* Siehe Seite 55.

Geschlechtsverteilung: Männer : Frauen wie 1 : 6

Alter: 40—80 Jahre

Frühzeichen, Symptome: Rezidivierende Cholezystitis mit kolikartigen Anfällen; unbestimmte Druckbeschwerden und allgemeine gastro-intestinale Beschwerden, die einer konservativen Therapie nicht zugänglich sind; später oft Gelbsucht.

Untersuchung: Palpation des Oberbauches (Courvoisiersches Zeichen); allgemeine und spezielle Blutuntersuchungen; Gallenblasenfunktionsprüfung; Röntgenuntersuchung.

Behandlung: Bei Frühfällen Radikaloperation.

Heilungsaussichten: Ungünstig

Vorbeugungsmaßnahmen: Frühzeitige Cholezystektomie sowohl bei chronischer Cholezystitis als auch bei Steinleiden und bei Porzellangallenblase, da ein Zusammenhang zwischen diesen Leiden und dem späteren Auftreten eines Gallenblasenkarzinoms sehr wahrscheinlich ist.

Gebärmutterhals

Alter: In jedem Alter, vornehmlich zwischen dem
30. und 60. Lebensjahr. Häufiger bei verheirateten
Frauen mit mehreren Kindern (etwa 70 Prozent der
bösartigen Genitaltumoren; das häufige Portiokarzi-
nom und das seltenere Zervixhöhlenkarzinom).

Frühzeichen, Symptome: Keine subjektiven
Frühsymptome! Das Karzinom ist durchweg schon
makroskopisch feststellbar, bevor die Patientinnen Er-
scheinungen angeben.

Später fötider Fluor mit geringer Blutbeimengung, Zwischenblutungen, Kontaktblutungen (Kohabitation).

Im fortgeschrittenen Stadium Ischiasbeschwerden,
Stauungserscheinungen in den Beinen und in der
Vulva. Abflußbehinderung des Urins mit Hydrone-
phrosenbildung; lebensbedrohliche Blutungen; Infektion der Harnwege; Urämie.

Untersuchung: Sorgfältige Anamnese; Spekulumeinstellung; Sondenprobe nach Chrobak; Schiller-
sche Jodprobe; Kolposkopie; zytologische* und bima-
nuelle Untersuchung.

In Verdachtsfällen Kürettage; gezielte Probeexzision
oder Konisation mit nachfolgender histologischer Untersuchung.

Behandlung: Erweiterte vaginale (Schauta-
Stoeckel) oder erweiterte abdominale (Wertheim) Ra-

---

* Siehe Seite 55.

dikaloperation mit anschließender fraktionierter Röntgen- oder Cobaltbestrahlung; primär kombinierte Radium-Röntgen-Therapie.

Heilungsaussichten: Für Stadium I und II absolute Heilung um 70 Prozent.
Für Stadium III absolute Heilung um 30 Prozent.
Für Stadium IV Prognose infaust.

Vorbeugungsmaßnahmen: Mindestens jährliche gynäkologische Untersuchung vom 40. Lebensjahr an.

Gebärmutterkörper

Alter: Vornehmlich jenseits des 4. Lebensjahrzehnts.
Etwa 14 Prozent der bösartigen Genitaltumoren.

Frühzeichen, Symptome: Zunächst erscheinungsfrei. Bei alten Frauen gelegentlich hartnäckige Kolpitis und Pyometrabildung, später Zwischenblutungen oder Blutungen in der Menopause. Im fortgeschrittenen Stadium Blasen- oder Stuhlbeschwerden.

Untersuchung: Sorgfältige Menstruationsanamnese; Spekulumeinstellung; gynäkologische Untersuchung; zytologische Untersuchung*; rektale Untersuchung; Abrasio und histologische Betrachtung. Schnelles Wachstum des Uterus und weiche Konsistenz in Verbindung mit Fernmetastasen lenken den Verdacht auf das Vorliegen eines Sarkomes.

Behandlung: Abdominale oder vaginale Uterusexstirpation mit beiden Adnexen, nachfolgende Radiumeinlage in den Scheidengrund. Bei allgemeiner oder lokaler Inoperabilität Radium- oder Cobalteinlagen.

Heilungsaussichten: Absolute Heilung etwa um 60 Prozent.

Vorbeugungsmaßnahmen: Regelmäßige gynäkologische Untersuchung.

---

* Siehe Seite 55.

Die histologisch benignen Hirntumoren erweisen sich klinisch durch ihren Sitz häufig als bösartig. Für sie gelten ähnliche Richtlinien wie für die histologisch als maligne bezeichneten Tumoren.

Geschlechtsverteilung: Annähernd gleich

Alter: Unbegrenzt, Durchschnitt 35 Jahre.

Häufigster gutartiger Tumor (Meningeom) und häufigster bösartiger Tumor (Glioblastoma multiforme) sind in annähernd gleicher Häufigkeit mit annähernd gleichem Altersgipfel (um 50 Jahre) anzutreffen.

Bei Erwachsenen sind überwiegend Großhirntumoren, bei Kindern fast nur Kleinhirn- und Hirnstammtumoren zu finden.

Frühzeichen, Symptome: Drei Gruppen, von denen jede entsprechend dem Sitz des Tumors zuerst oder allein auftreten kann.
1. Hirndruck (Kopfschmerz, Schwindel, Erbrechen, Bewußtseinsstörungen, Stauungspapille).
2. Herdzeichen (neurologische Reiz- und Ausfallserscheinungen, z. B. Krämpfe, Lähmungen, Sprachstörungen, Koordinationsstörungen).
3. Psychische Beeinträchtigungen (Wesensveränderungen, Hirnleistungsschwäche).

Charakteristisch: kontinuierliche Progredienz der Symptome.

Untersuchung: Anamnese (Reihenfolge und Progredienz der aufgetretenen Symptome, auch apoplektiformer Beginn möglich)! Augenhintergrund (Stauungspapille, aber nur bei einem Teil der Fälle nachweisbar)! Neurologischer und psychischer Befund.

Gegebenenfalls Hinzuziehung von Augen- und Ohrenarzt.

Bei Verdacht sofortige Einweisung in eine Neurochirurgische oder Neurologische Fachabteilung (EEG, Röntgenuntersuchung des Schädels, Karotis- und Vertebralisangiographie, Luftenzephalographie oder Ventrikulographie).

In den meisten Fällen ermöglicht vor allem die Angiographie die Erkennung des Tumors und seiner Lokalisation, z. T. auch seiner Art. Frühzeitige Angiographie auch bei geringem Verdacht, vor allem bei jeglichen zerebralen Herdbefunden!

Behandlung: Exstirpation des Tumors. Röntgenbzw. Radiocobaltbestrahlung zur Herabsetzung des Hirndruckes (Sekretionshemmung der plexus chorioidei) und palliativ postoperativ, da häufig nicht radikal zu operieren. Lebensverlängerung abhängig von der unterschiedlichen Strahlensensibilität.

Bei Hirnmetastasen nur symptomatische Besserung, keine Verlängerung der Überlebenszeit.

Heilungsaussichten: Bei extrazerebral entstandenen Tumoren (z. B. Meningeomen, Neurinomen, Angiomen) nach Radikalentfernung (!) völlige Ausheilung möglich.

Dauererfolge bei den vom Hirngewebe selbst ausgehenden Tumoren (Gliome) je nach Lokalisation und histologischer Differenzierung, Beschwerde- und

Symptomfreiheit über Jahre und Jahrzehnte nicht un-
gewöhnlich.

Durchschnittliche Überlebenszeiten nach Behandlung
der bösartigen Tumoren:
Medulloblastom 4 Monate,
Glioblastoma multiforme 6—8 Monate, nach Lobektomie bei guter Abgrenzung bis zu 2 Jahren.

Palliativ-Trepanationen zur Druckentlastung vermö-
gen in zahlreichen Fällen trotz histologischer Malignität des Tumors und starkem Hirndruck mit Bewußt-
seinstrübung einen lebenswerten Zustand für Monate
zu erzielen.

Vorbeugungsmaßnahmen: Nicht bekannt

Haut

Geschlechtsverteilung: Männer häufiger

Alter: Am häufigsten jenseits des 4. Lebensjahr-
zehntes.

Frühzeichen, Symptome: Warzenartige Ge-
bilde, die wachsen, bzw. geschwürig zerfallen; nicht
heilende Wunden; chronische Hautgeschwüre.

Beachtung von Verbrennungsnarben und chronischen
Fisteln.

Muttermäler, die wachsen, dunkler werden, sich ent-
zünden, ulzerieren, bluten, jucken oder schmerzen
oder sogar Satellitenherde in der Umgebung bilden,
sind auf Malignität verdächtig und als maligne Mela-
nome anzusehen und zu behandeln, bis der Verdacht
durch histologische Untersuchung entkräftet oder be-
stätigt wird.

Untersuchung: Inspektion und Palpation der
Haut und regionären Lymphknoten; keine Probeexzision bei Verdacht auf malignes Melanom!

Behandlung: Bei günstiger Lokalisation Exstirpation des Tumors im Gesunden, sonst Röntgennah-
oder Radiumkontaktbestrahlung.

Bei lymphogener Metastasierung präoperative Bestrahlung und anschließend operative Ausräumung der
regionären Lymphknoten.

Melanoblastome: Hochdosierte Nahbestrahlung, anschließend Exzision weit im Gesunden, evtl. plastische
Deckung der Defekte.

Heilungsaussichten:

Basaliome	98%
Spinaliome	93%
Melanoblastome	bis 50%

Vorbeugungsmaßnahmen: Vermeidung langdauernder und übermäßiger Einwirkung von Sonnenbestrahlung, Röntgenstrahlen und Hitze sowie von sogenannten kanzerogenen Substanzen wie Teer, Pech, Öle, Paraffine auf die Haut.

Bei Verdacht auf ein malignes Melanom ist jede Traumatisierung des Gewebes zu vermeiden wegen der starken Neigung zur Metastasierung. Daher keine Probeexzision, sondern Exzision im Gesunden nach Vorbestrahlung.

Die *Entstehung* eines malignen Melanoms durch Exzision eines Muttermales (Naevuszell-Naevus) wird immer wieder angenommen, ist aber nicht sicher erwiesen.

Hoden

Alter: 20—30 Jahre

Frühzeichen, Symptome: Schmerzlose, langsam zunehmende Schwellung des Hodens; Beschwerden erst bei Auftreten von retroperitonealen Metastasen.

Untersuchung: Inspektion und Palpation des Hodens, des Samenstranges und des Bauches; Diaphanoskopie; Bestimmung des Prolanwertes im Urin (bei erhöhtem Prolanwert immer chirurgische Freilegung des Hodens); Lungendurchleuchtung; Pneumoretroperitoneum.

Behandlung: Semicastratio (evtl. unter Einbeziehung der Hodenhüllen) mit ausgedehnter Resektion des Samenstranges; Röntgen-Tiefen-Bestrahlung der Leistengegend, der paravertebralen Räume, des Beckens und der Bauchhöhle, gegebenenfalls auch der Lunge und der linken Supraklavikulargrube.

Laufende Prolankontrollen (Anzeige für evtl. Auftreten von Rezidiven und Metastasen).

Heilungsaussichten: Die 5-Jahres-Erfolge sind bei den strahlenempfindlichen Seminomen günstiger (bis 50 Prozent) als bei den übrigen Geschwülsten (etwa 20 Prozent).

Vorbeugungsmaßnahmen: Behandlung der Hodendystopien. Diese Hoden sollen auch nach der operativen Verlegung noch gefährdet sein.

Geschlechtsverteilung: Fast ausschließlich Männer

Alter: 40—60 Jahre

Frühzeichen, Symptome: Anhaltende Heiserkeit; Luftmangel.
Später Stridor; Atemnot.

Untersuchung: Laryngoskopische Untersuchung, Tomographie, P. E.

Behandlung: Teiloperation; Röntgen-Radium-Therapie; Kombination von Operation und Bestrahlung; Kehlkopfexstirpation.

Heilungsaussichten: Gut bei Früherkennung und Frühbehandlung.

Vorbeugungsmaßnahmen: Laryngoskopische Spiegeluntersuchung bei jeder anhaltenden Heiserkeit.

Knochen

Geschlechtsverteilung: Männer häufiger

Alter: Jedes Alter, besonders häufig unter 20 Jahren.

Frühzeichen, Symptome: Uncharakteristisch; geringe Schmerzhaftigkeit in Nachbarschaft der Gelenke.

Später Schwellung mit Deformierung; gewöhnlich Fehlen des rhythmischen, klopfenden Knochenschmerzes.

Untersuchung: Allgemeine ärztliche Untersuchung; lokale Untersuchung; Blutuntersuchungen mit Bestimmung des Blutkalkwertes und des Phosphatasewertes; Serumeiweißbestimmungen.

Röntgenaufnahmen in 2 Ebenen, Röntgenschichtaufnahmen. P. E. bei Verdacht auf malignen Prozeß nur nach Röntgen-Tiefen-Vorbestrahlung.

Behandlung: Zunächst Röntgen-Tiefen-Therapie; Operation (nicht ohne Vorbestrahlung); Hormonbehandlung, soweit es sich um metastatische Herde eines Mamma- oder Prostatakarzinoms handelt.

Heilungsaussichten: Bei Riesenzelltumoren beste Heilungsaussichten,
20% bei osteogenen und
10% bei Ewing-Sarkomen.

Vorbeugungsmaßnahmen: Nicht bekannt

Geschlechtsverteilung: Männer : Frauen wie 10 : 1

Alter: 55—80 Jahre

Frühzeichen, Symptome: „Fieber"blasen mit Verkrustungen; nicht heilende Rhagaden an den Mundwinkeln.

Geschwürbildung und Ausbildung von harten, wallartigen Rändern an den Hautdefekten.

Untersuchung: Inspektion und Palpation mit besonderer Berücksichtigung der regionären Lymphknoten; WaR; P. E.

Behandlung: Radikaloperation oder Röntgennahbestrahlung; Exstirpation oder Bestrahlung klinisch nachweisbarer Drüsenmetastasen.

Heilungsaussichten: Ausgezeichnet bei Frühbehandlung.

Vorbeugungsmaßnahmen: Vermeidung von übermäßigem Rauchen, besonders Pfeifenrauchen; Vermeidung von Lippenbeißen; gute Zahnpflege.

Lunge

Geschlechtsverteilung: Männer : Frauen
wie 9 : 1

Alter: 30–70 Jahre, wobei der Höhepunkt zwischen
50 bis 59 Jahren liegt (47,1 Prozent).

Frühzeichen, Symptome: Diese Erkrankung
kann alle Symptome zeigen, die bei Lungenerkrankun-
gen festgestellt werden können.

Das häufigste Symptom ist ein trockener Reizhusten,
danach folgen Schmerzen, Symptome einer intrathora-
kalen Infektion, Kurzatmigkeit, blutiger Auswurf.

Lediglich der Reizhusten kann als Frühsymptom auf-
gefaßt werden, die übrigen Symptome sind bereits ein
Zeichen dafür, daß das Leiden fortgeschritten ist und
Komplikationen hervorruft.

Untersuchung: Frühzeitige Lungendurchleuchtung und Lungenaufnahme, bzw. Tomographie oder
Bronchographie.

Daneben klinische Untersuchung und Bronchoskopie.

*Bei Reizhusten von längerer Dauer als 4 Wochen, vor
allem bei Männern zwischen 30 und 70 Jahren, ist die
Ursache zu klären.*

Behandlung: Pneumektomie oder Lobektomie, je
nach Lage und Ausdehnung der Geschwulst.

Röntgenbestrahlung, bzw. Radiocobaltbestrahlung nur
palliativ.

Heilungsaussichten: Bei Früherfassung und Radikaloperation günstig, d. h. von den operablen Fällen überleben 25% die 5-Jahres-Grenze, von sämtlichen Patienten mit operablem und nicht operablem Lungenkarzinom 6—10%.

Leider bestehen im Durchschnitt Symptome bei einem Bronchialkarzinom schon über 8 Monate, bevor die Patienten zur Operation bzw. Bestrahlung kommen.

Vorbeugungsmaßnahmen: Vermeidung von übermäßiger Einwirkung verunreinigter Atemluft, wie z. B. Auspuffgase, Industriestaub, Asbest, Silikate, aromatische Kohlenwasserstoffe, Uran, Radium, Pechblende usw.

Wahrscheinlich ist übermäßiges Rauchen auch ein Faktor der Lungenkrebserzeugung.

Lymphsystem

(Lymphogranulomatose, M. Hodgkin)

Geschlechtsverteilung: Männer : Frauen
etwa 3 : 2

Alter: 1. Kinder
   2. Häufigkeitsgipfel im 3. Dezennium
   3. 50—60 Jahre

Frühzeichen, Symptome: Lokale Drüsen-
schwellung, meist am Halse, länger als 3 Wochen
bestehen bleibend. Wellenförmig (undulierend) ver-
laufendes Fieber (Pel-Epsteinscher Fiebertyp). Haut-
jucken.

Zunehmende Ausbreitung der Schwellung auf die be-
nachbarten Lymphknoten mit schließlicher Generali-
sation im gesamten Drüsen-, Lymph- und Milzsystem
einschließlich der Leber unter fortschreitender Kach-
exie des Kranken.

Mitunter primärer Krankheitsbeginn mit Lymphkno-
tenschwellung am Thorax bzw. im Bauchraum, mit
Husten, Einflußstauung bzw. unbestimmten Schmerzen im Oberbauch, Durchfällen.

Teilweise ausgedehnte Beteiligung des Knochenmar-
kes mit Fistelbildungen und Spontanfrakturen.

Untersuchung: Inspektion. Sorgfältige Palpation,
besonders der Halsregion und Achselhöhlen, der Ellen-
und Leistenbeugen nach Lymphknotenschwellungen.
Thoraxperkussion zur Feststellung mediastinaler Pro-
zesse. Palpation von Milz und Leber. Palpation der

Rippen zur Aufdeckung möglicher LG-Knochenherde.
Augenhintergrunduntersuchung. Blutuntersuchung.

P. E. eines Lymphknotens zum Nachweis Sternberg-
scher Riesenzellen und des typischen Granulationsge-
webes. Sternalpunktionsnachweis einer retikulären
Knochenmarksreaktion. Röntgenuntersuchung.

Behandlung: Ähnlich der Leukämie-Therapie mit
Röntgentiefenbestrahlung der lymphogranulomatösen
Krankheitsherde. Chemotherapie mit Cytostaticis,
Arsenmedikation. Häufig Bluttransfusionen.

Frühexstirpation der initialen isolierten Drüsenschwel-
lung.

Heilungsaussichten: Ungünstig, höchstens Verlängerung der Lebenserwartung.

Vorbeugungsmaßnahmen: Nicht bekannt

Magen

Geschlechtsverteilung: Männer : Frauen
wie 3 : 2

Alter: 30–80 Jahre

Frühzeichen, Symptome: Anfangs völlig uncharakteristisch.

Meist starker Gewichtsverlust in kurzer Zeit; Anämie;
Mattigkeit.

Im weiteren Verlauf Schluckbeschwerden, Aufstoßen,
Erbrechen, Abneigung gegen Fleischspeisen, Blut im
Stuhl.

Untersuchung: Die Palpation des Abdomens er-
gibt selten einen Tumorbefund.

Frühzeitige Röntgenuntersuchung des Magens, laufende Gewichtskontrolle, wiederholte Stuhluntersuchungen auf Blut, Blutbild und Bluteiweißunter-
suchungen.

Weniger sicher in diagnostischer Hinsicht sind die zy-
tologischen und chemischen Magensaftuntersuchungen
sowie die Gastroskopie und die rektale Untersuchung.

Behandlung: Radikaloperation.
Strahlentherapie wenig aussichtsreich.

Heilungsaussichten: Von den resezierbaren
Magen-Karzinomen überleben etwa $^1/_3$ die 5-Jahres-
Grenze, von sämtlichen Magen-Karzinomen etwa 4–6
Prozent.

Vorbeugungsmaßnahmen: Bei jedem Menschen jenseits des 30. bis 40. Lebensjahres mit unbestimmten Magenbeschwerden im Sinne einer Gastritis ist unbedingt frühzeitig klinische und röntgenologische Untersuchung, notfalls wiederholt, durchzuführen.

Bei jedem größeren, chronischen Magengeschwür besteht Karzinomverdacht, bzw. die Gefahr der malignen Entartung; es sollte daher operativ entfernt werden.

Mundschleimhaut

Geschlechtsverteilung: Ungefähr gleich

Alter: 50—60 Jahre

Frühzeichen, Symptome: Meist schmerzloses Geschwür an der Mundschleimhaut, das keine Heilungstendenz zeigt. Weiße Flecken (Leukoplakien), die später geschwürig zerfallen.

Untersuchung: Inspektion und Palpation der verdächtigen Stellen und der regionären Lymphknoten; WaR (positive WaR schließt Karzinom nicht aus), P. E. Bei ulzerösen, gangränösen Schleimhautveränderungen Leukämie ausschließen (s. Seite 17).

Bei länger bestehenden Druckgeschwüren bei Prothesenträgern ist Malignität durch P. E. auszuschließen.

Behandlung: Röntgen-Radium-Therapie in Kombination mit chirurgischen Maßnahmen.

Heilungsaussichten: Bei Frühbehandlung 45 Prozent.

Vorbeugungsmaßnahmen: Vermeidung von übermäßigem Rauchen. Gute Zahnpflege.

Geschlechtsverteilung: Ungefähr gleich

Alter: In höherem Lebensalter Karzinome, bei Jugendlichen (selten) Sarkome.

Frühzeichen, Symptome: Lange symptomlos, dann chronischer einseitiger Schnupfen; Nasenverstopfung; Trigeminusneuralgien, die leicht als Zahnwurzelerkrankungen verkannt werden.

Später blutiger, stinkender Ausfluß.

Untersuchung: Rhinoskopie, Kieferhöhlenspülung, Röntgenuntersuchung, Röntgen-Kontrastfüllung.

Behandlung: Operation, Röntgen-Nachbestrahlung, Radiumeinlagen.

Heilungsaussichten: 20—30 Prozent

Vorbeugungsmaßnahmen: Laufende klinische und röntgenologische Kontrolle bei chronischen Katarrhen.

Niere

Geschlechtsverteilung: Ungefähr gleich

Alter: 35—55 Jahre und Kleinkinder

Frühzeichen, Symptome: Im Beginn wenige, uncharakteristische Beschwerden; intermittierende Harnblutungen von verschiedener Stärke; manchmal einseitige Lendenschmerzen; dumpfes Druckgefühl oder unerklärbares Fieber.

Untersuchung: Palpation der Nierenlager, Urinuntersuchungen; i.v.-Pyelogramm; Zystoskopie mit retrogradem Pyelogramm; Nierenbiographie, evtl. Nierenpunktion unter Röntgenkontrolle.

Behandlung: Nephrektomie; Nachbestrahlung; Röntgen- oder Radiocobaltbestrahlung der inoperablen Fälle.

Heilungsaussichten: 35 Prozent bei Früherkennung und Frühbehandlung.

Vorbeugungsmaßnahmen: Nicht bekannt

Geschlechtsverteilung: Ungefähr gleich

Alter: 30—70 Jahre
25—30 Prozent der Mischgeschwülste entarten maligne.

Frühzeichen, Symptome: Langsam zunehmende Schwellung der Ohrspeicheldrüse unter Abhebung des Ohrläppchens.

In späteren Stadien neuralgische Beschwerden und Fazialisstörungen.

Untersuchung: Inspektion und Palpation der Parotisgegend.

Behandlung: Radikaloperation; Röntgen-Tiefen-Nachbestrahlung.

Heilungsaussichten: Günstig bei Kombination von chirurgischen Maßnahmen und Strahlentherapie.

Vorbeugungsmaßnahmen: Nicht bekannt

Penis

Alter: 40–70 Jahre

Frühzeichen, Symptome: Kleine Knötchen oder warzenartige Erhebungen, die leicht oberflächlich ulzerieren oder bluten. Tumor kann unter einer Phimose verborgen sein.

Untersuchungen: Inspektion; Beachtung der regionären Lymphknoten; P. E.

Behandlung: Je nach Lage des Falles Röntgen-Therapie mit Leistendrüsenausräumung, bzw. Penisamputation.

Heilungsaussichten: Nicht ungünstig

Vorbeugungsmaßnahmen: Operative Korrektur der Phimose; hygienische Pflege der Glans penis (Verhütung von Smegmaansammlung).

Alter: 50—80 Jahre

Frühzeichen, Symptome: Lokalbeschwerden fehlen oft; unbestimmte rheumatische Beschwerden in der Kreuzbeingegend. Bei Wirbelsäulenbeschwerden und Ischias bei älteren Männern besteht Verdacht auf Prostata-Karzinom. Beschwerden beim Wasserlassen. Später häufig Hämaturien, evtl. auch Hämospermie.

Untersuchung: Rektale Untersuchung; Urinuntersuchungen; zytologische Untersuchung des Prostasekretes; Rektoskopie; Zystoskopie; Urographie; Röntgen-Übersichtsaufnahmen des Beckens und des Skelettsystems; Bestimmungen der sauren Phosphatasewerte, die zur Frühdiagnose allerdings nicht brauchbar sind, da anfangs nicht erhöht; evtl. P. E.

Behandlung: Hormon-Dauertherapie lebenslänglich mit Oestrogenen. Laufende Kontrolle des klinischen Befundes und der sauren und alkalischen Phosphatase. Bei Auftreten von Resistenz Übergang auf ein anderes zytostatisch wirksames Oestrogen. Kastration. Bei Miktionsstörungen Elektroresektion. Das Prostata-Karzinom ist in der Regel erst dann erkennbar, wenn es chirurgisch nicht mehr radikal zu operieren ist.

Heilungsaussichten: Bei Hormontherapie mit primärer Kastration überleben 36 Prozent die 5-Jahres-Grenze.

Vorbeugungsmaßnahmen: Nicht bekannt

Scheide

Alter: Vornehmlich in höherem Alter, relativ häufig bei Ringträgerinnen. (Etwa 3 Prozent der bösartigen Genitaltumoren.)

Frühzeichen, Symptome: Zunächst erscheinungsfrei, später Ausfluß, Kontaktblutungen, Blutungen in der Menopause.
Bei Durchbruch in die Blase und in den Mastdarm entsprechende Beschwerden.

Untersuchung: Vaginale und rektale Untersuchung; Spekulumeinstellung (cave Leukoplakie!); zytologische Untersuchung*; Probeexzision und histologische Betrachtung.

Frühzeitige Beteiligung der inguinalen Lymphknoten und jugendliches Alter sprechen für das Vorliegen eines Scheidensarkoms.

Behandlung: Radium oder intravaginale Röntgenbestrahlung.

Heilungsaussichten: Absolute Heilung um 25 Prozent.

Vorbeugungsmaßnahmen: Gynäkologische Kontrolle, besondere Beachtung der Leukoplakie und Pessarulzera.

---

* Siehe Seite 55.

Geschlechtsverteilung: Männer : Frauen wie 1 : 7

Alter: 40–70 Jahre

Frühzeichen, Symptome: Langsam zunehmende, sich hart anfühlende Schwellung der Schilddrüse, zunächst ohne Beschwerden.

Später Schluck- und Atembeschwerden; Rekurrensparese, Hornerscher Symptomenkomplex, Heiserkeit; ausstrahlende Schmerzen zum Kopf.

Verdächtig ist das plötzliche Wachstum eines alten Kropfknotens.

Untersuchung: Inspektion; Palpation; Prüfung der Beweglichkeit des Tumors beim Schlucken; Grundumsatzbestimmung; Röntgenuntersuchung; Radiojoduntersuchung; Laryngoskopie; evtl. P. E.

Behandlung: Totalexstirpation der Schilddrüse; Röntgen-Tiefen-Therapie; bei Jodspeicherung des Tumorgewebes Radiojod, das in diesem Falle auch auf die Fernmetastasen wirkt.

Heilungsaussichten: Nicht günstig

Vorbeugungsmaßnahmen: Nicht bekannt

Speiseröhre

Geschlechtsverteilung: Männer : Frauen
wie 7 : 1

Alter: 50—70 Jahre

Frühzeichen, Symptome: Unbestimmter Druck
hinter dem Brustbein oder bei tiefsitzenden Prozessen
am Mageneingang; starker Speichelfluß; Gefühl der
erschwerten Passage bei festen Speisen; Regurgitieren.

Untersuchung: Ärztliche Allgemeinuntersuchung;
Blutuntersuchungen; Röntgenuntersuchungen; Oeso-
phagoskopie mit P. E.

Behandlung: Röntgen- bzw. Radiocobalttiefen-
therapie.
Operation bei kardianahen Tumoren.

Heilungsaussichten: Bei Bestrahlung von
Speiseröhren-Karzinom überleben 5—7 Prozent die
5-Jahres-Grenze.

Für das Kardia-Karzinom sind die Aussichten noch
schlechter.

Vorbeugungsmaßnahmen: Vermeidung des
Genusses von hochprozentigem Alkohol und von hei-
ßen Speisen.

Alter: Vornehmlich im Senium. (Etwa 3 Prozent der bösartigen Genitaltumoren.)

Frühzeichen, Symptome: Oft geht ein hartnäckiger Pruritus auf dem Boden einer Leukodermie, Leukoplakie oder Kraurosis voraus.

Später geschwüriger Zerfall der verdickten Partien mit blutigem Fluor und Schmerzen. Anschwellung der inguinalen Lymphknoten, schmerzhafte Miktion (besonders bei Urethral-Karzinom).

Untersuchung: Inspektion; vaginale und rektale Untersuchung; Probeexzision; histologische Betrachtung.

Behandlung: Exstirpation der Vulva und Ausräumung der inguinalen Lymphknoten auf elektro-chirurgischem Wege mit anschließender Röntgenbestrahlung.

Röntgen- oder Cobaltbestrahlung, Radiumspickung, Behandlung mit schnellen Elektronen.

Heilungsaussichten: Absolute Heilung um 25 Prozent.

Vorbeugungsmaßnahmen: Regelmäßige gynäkologische Kontrolle.

Zunge

Geschlechtsverteilung: Männer : Frauen wie 4 : 1

Alter: 40—60 Jahre

Frühzeichen, Symptome: Mitunter unbedeutende, zum Teil aber auch stärkere Schmerzen im Bereich der Zunge, die bis zum Ohr, über die gesamte Gesichtshälfte und über den Kopf ausstrahlen können. Stärkerer Speichelfluß; Beeinträchtigung der Sprache.

Später wahrnehmbare Verhärtung auf der Zunge mit warzenartigen Erhebungen, bzw. Geschwürsbildung. Tumorverdacht bei allen schlecht heilenden Geschwüren.

Untersuchung: Inspektion; Palpation der Zunge, besonders ihrer Ränder, des Grundes und der regionären Lymphknoten; P. E.

Behandlung: Kombiniert Röntgen-Radium-Chirurgisch. Drüsenausräumung.

Heilungsaussichten: Gut bei Früherkennung und Frühbehandlung.

Vorbeugungsmaßnahmen: Zahnsanierung, Mundhygiene.

Jede behandelte Geschwulst muß laufend nachuntersucht werden, im ersten Jahr mindestens alle 3 Monate.

Zellabstriche zur Früherkennung eines Karzinoms („Krebsfährtensuche") können von praktischen Ärzten oder Fachärzten angefertigt und nach Fixierung und vorläufiger Einbettung in Glyzerin zur weiteren Verarbeitung bzw. Färbung und Beurteilung an ein zytologisches Zentrallaboratorium (an bestimmte große Kliniken gebunden) geschickt werden.

In der gynäkologischen Karzinomsuche ist es am zweckmäßigsten, wenn ein Abstrich von der Portio mit einem Holzspatel und ein Abstrich aus dem Zervikalkanal mit einem dünnen Watteträger angefertigt wird. Das Material ist jeweils auf einem mit einem Glasschreiber signierten Objektträger gleichmäßig auszustreichen und unverzüglich (!) in noch feuchtem Zustand für mindestens ¼ Stunde in Äther-Alkohol (zu gleichen Teilen) zu fixieren. Der Objektträger wird dann mit 3 Tropfen Glyzerin versehen, mit einem zweiten sauberen Objektträger bedeckt (so daß das Glyzerin sich zwischen beiden saugend ausbreitet) und kann in diesem Zustand verschickt werden.

Punktate (Aszites, Pleuraexsudat und dergl.) sind am besten unfixiert in Glasröhrchen bruchsicher verpackt per Eilboten an das entsprechende Laboratorium einzusenden.

Jedem eingeschickten Material sind Angaben über Alter, kurze Anamnese des Patienten (vorausgegangene Operation, Bestrahlung) und klinische Diagnose beizufügen.

Einzelheiten über die Art des jeweiligen Abrechnungsverfahrens für die Untersuchungen sind bei den betreffenden Untersuchungsstellen zu erfragen.